MALADIES

DE POITRINE

PHTHISIE PULMONAIRE

Guéries en 25 ou 30 Jours

PAR

Le Système du célèbre Américain Docteur COFFIN.

P. LACROIX

PARIS

1, RUE AUBER, 1

—

1875

MALADIES DE POITRINE

PHTHISIE PULMONAIRE

On calcule que dans ce pays seul, soixante-mille individus meurent annuellement de cette maladie. Elle n'attaque ordinairement que les personnes qui ont passé l'âge de puberté. Jusqu'ici ce destructeur de l'espoir des parents, ce fléau qui fait faner les fleurs de la beauté, cet agent de la mort qui remplit le pays de deuil et de désolation, ne peut, selon les savants des Facultés, être vaincu ; cette maladie est selon eux incurable. Le docteur Coffin nous dit qu'en dépit du pronostic des docteurs, qui l'avaient condamné à une mort certaine, il fut guéri par les soins d'une sauvage.

On dit qu'elle est héréditaire ou qu'elle est particulière aux personnes qui ont la peau très-fine, les cheveux blonds, un teint rose et délicat, les veines développées, la lèvre supérieure épaisse, et qui sont d'une extrême sensibilité. Si l'épaisseur des lèvres, ou la largeur du cou, ou la diaphanéité de la peau, ou la couleur de la chevelure, ont quelque rapport avec la cause de la maladie, les enfants noirs d'Afrique, tout en se félicitant de leur cou court, de leur peau d'ébène, de leurs cheveux crépus, doivent aussi avoir peur de cette maladie, parce que chez tous la lèvre supérieure est très-épaisse. Combien tout esprit impartial doit trouver extraordinaire ce raisonnement.

Le docteur Coffin, atteint lui-même de cette cruelle maladie, a pu tracer par une triste expérience tous les symptômes qu'elle fait naître :

« J'ai senti, dit-il, les griffes de cet ennemi de notre race pénétrer dans mes chairs, et dans cette pénible position, plus de dix de nos savants docteurs prononcèrent que mon cas était désespéré et qu'aucun remède ne pouvait me rendre à la santé. Au banquet de la vie, infortuné convive, j'apparus un jour et j'allais mourir dans la matinée de mon existence ; un tombeau prématuré m'attendait, et les ténèbres de la mort allaient couvrir les brillantes anticipations de l'avenir que je m'étais formées. Je survécus cependant, chers lecteurs, et je suis aujourd'hui, à cause de mon expérience personnelle de la maladie, et à cause du succès de ma pratique, plus à même de guérir cette terrible affection que d'autres qui ont écrit des volumes à ce sujet. Que personne donc ne condamne hâtivement mon système, qu'on ne rejette pas les remèdes que je propose sans les avoir mis à l'épreuve. Les assertions que je fais à l'égard de la phthisie pulmonaire seront soutenues par les preuves les plus convaincantes. Les causes prédisposantes de cette maladie sont le catarrhe, l'inflammation des membranes, la syphilis, la petite vérole, la rougeole, etc. Certaines professions, telles que celles de marbrier, de tailleur de pierre, de cardeur et autres, où les individus passent leur vie dans une atmosphère remplie de poussière, contribuent à sa production.

» Les changements brusques de l'atmosphère, l'exposition du corps à un air très-froid, les affections morales pénibles, les passions tristes, les chagrins domestiques, la surexcitation du système nerveux, les études prolongées, les sorties de bal en hiver, les vêtemen's trop légers, les chaussures minces, la déclamation violente, l'usage d'instruments à vent et autres choses qui fatiguent la poitrine ; l'abus des liqueurs alcooliques, les excès vénériens, les boissons froides quand le corps est en sueur, et comme dit le docteur Thomas, *tout ce qui arrête ou qui diminue subitement la transpiration de la peau.* »

Voici une citation prise dans un livre très-connu qui a pour titre *Journal d'un médécin.* C'est en s'adressant à cette terrible maladie que l'auteur s'écrie avec éloquence : « Tyran insatiable, qui peut arrêter ton progrès ou calculer le nombre de tes victimes ? Pourquoi choisis-tu pour proie les êtres les plus aimables de notre espèce ? Pourquoi t'acharnes-tu contre la fleur de notre jeunesse, pour épargner ceux qui sont tombés dans la vieillesse et la décrépitude ? Pourquoi abattre l'adolescent qui bondit joyeusement dans la carrière de la vie, sans atteindre les êtres usés et infirmes qui l'ont déjà parcourue ? Par quelle subtilité infernale t'es-tu joué jusqu'ici des efforts de la science, pour ne te laisser découvrir qu'alors que tu t'es assuré de ta victime et que tes serres impitoyables sont teintes de son sang ? Ange destructeur, qui t'a chargé, et pourquoi, de détruire, les premiers nés de l'humanité agonisante ? »

Quel tableau triste, mais fidèle, des effets

de cette maladie ! Des volumes innombra-
bles ont été écrits à son sujet ; les savants de
toutes les Facultés ont pendant des siècles fait
de cette affection l'objet de leurs recherches ;
mais leurs travaux ont été sans résultats, leurs
veilles sont restées infécondes, car encore
aujourd'hui cette maladie est incurable, disent-
ils. « La phthisie pulmonaire, » dit Hunter dans
son *Dictionnaire médical*, page 1027, « est
incurable. » Le docteur Thomas, dans la *Pratique moderne de la médecine*, page 515, dit :
« Un ulcère *isolé* dans les poumons, qu'il ait
son origine dans l'inflammation de la muqueuse
pulmonaire, dans la rupture d'un vaisseau, ou
dans une suppuration profonde, peut être
susceptible de guérison ; mais dire qu'une cure
peut être effectuée quand toute la substance
du poumon est engorgée de matière tubercu-
leuse en suppuration ou prête à l'être, est plus
que nous n'aurions osé faire. La mauvaise
nature des sécrétions qui proviennent des
ulcères des poumons, le nombre de ces ulcères,
leur inaccessibilité à l'application directe des
remèdes, l'impossibilité encore plus grande de
tenir les poumons dans un état de repos, toutes
ces choses constituent une chaîne de circonstan-

ces contre laquelle les efforts de la science, quelque bien dirigés qu'ils soient, doivent toujours rester impuissants. »

Autres citations qui prouvent les opinions contradictoires des docteurs pour traiter cette cruelle maladie.

Le docteur Stahl attribue la fréquence de la phthisie pulmonaire à l'emploi nouvellement introduit en Europe du quinquina.

Le docteur Reed attribue la fréquence de cette affection à l'usage du mercure, et je crois que cela n'est pas dénué de fondement.

Le docteur Rush dit que la consomption est une maladie inflammatoire, et devrait être traitée par les saignées, les purgatifs, les rafraichissements et la diète.

Galen recommande le vinaigre comme un spécimen contre la phthisie pulmonaire.

Le docteur Beddoes recommande la digitale comme utile contre cette affection.

Le docteur Morton regarde cette même substance comme un remède efficace contre cette maladie.

Le docteur Brillonett assure que le mercure seul peut la guérir.

Salvadori dit que cette maladie est anasthémique et doit être traitée par les toniques, les stimulants et un régime fortifiant.

Desault et autres assurent que l'habitude de prendre du vinaigre pour empêcher l'obésité est une des causes de la phthisie.

Le docteur Pan a trouvé la digitale plus nuisible qu'utile contre elle.

Les citations que nous venons de faire prouvent combien sont contradictoires les opinions de la Faculté sur les moyens à employer pour la guérison de cette maladie.

Le docteur Dickson dit, dans une de ses lettres publiées sur les erreurs des médecins :

« Messieurs, les anciens voulurent élever la médecine à la dignité d'une science ; mais ils n'y réussirent pas. Les modernes, avec plus de succès, ont essayé de l'abaisser de manière à en faire un métier. Jusqu'à ce que les profits qu'ils en retirent cessent de dépendre de la quantité de drogues inutiles qu'ils font avaler à leurs malades crédules, jusqu'à ce que les chirurgiens soient quelque chose de plus que de simples mécaniciens, et que les médecins soient plus que de simples marionnettes entre les mains des apothicaires, l'art médical continuera à être une source de destruction pour la foule et un objet de raillerie pour les esprits clairvoyants.

» Les épigrammatistes de tous les temps se sont amusés aux dépens des médecins, contre lesquels ils ont décoché leurs traits les plus acérés, et c'est dans les contradictions des professeurs de cet art que la comédie a trouvé les ingrédients de ces scènes les plus burlesques. Molière, qui était de son temps le cauchemar

des apothicaires parisiens, fait dire à un de _ses_
dramatis personæ : « Faites venir un médecin
» et si la prescription n'est pas à votre goût,
» je vous ferai venir un de ses confrères pour
» la condamner. » Jean-Jacques Rousseau a
» dit : « Que la science qui instruit et la méde-
» cine qui guérit sont à la vérité excellentes ;
» mais la science qui égare et la médecine qui
» tue sont également exécrables. Enseignez-
» nous donc le moyen de distinguer entre
» elles ! »

« Mais laissons de côté les citations pour reve-
nir au sujet de la phthisie pulmonaire. Elle attaque
les poumons, organes de la respiration, dont la
fonction est de se laisser distendre pas l'air atmos-
phérique qui y pénètre. La fonction qu'ils rem-
plissent, nécessaires à la santé et à la longévité,
est indispensable ; d'où il suit que les obstructions
qui se forment dans ces organes mettent la vie
en danger. Dans l'acte de la respiration, les
cellules de ces organes reçoivent environ quatre
litres d'air par minute. Après que le sang
chassé par le cœur dans les artères, pour être
distribué dans toutes les parties du corps, est
dépouillé de son principe nutritif, il est exposé
dans les poumons à l'action de l'air pour rece-

voir sa portion de l'oxygène, sans lequel la machine humaine ne peut pas fonctionner, ni ses opérations ne peuvent se soutenir. Chaque volume d'air inhalé donne au sang 20 pour 100. Cent litres d'air passent dans les poumons pour y laisser 21 litres d'oxygène, proportion qui est absolument nécessaire pour que la vie et le mouvement se conservent. Tout ce qui porte obstacle à l'exercice libre de cette fonction, telles que les obstructions, est une cause de maladie. Afin de lubréfier ou d'humecter ces cellules il y a une foule de petites glandes qui sécrètent un fluide muqueux : ce fluide, quand il n'est pas exhalé ou réabsorbé, embarrasse la respiration et provoque une toux sèche qui est le premier symptôme de la phthisie pulmonaire. Quelquefois l'obstruction ne se trouve que dans les tuyaux bronchiques, et dans ces cas on peut facilement la guérir ; mais quand elle se fixe dans le tissu même du poumon et qu'elle y demeure pendant quelques temps, les poumons deviennent le siége de tubercules, d'ulcères ; et, dans le langage des écoles, la phthisie pulmonaire est confirmée. C'est là l'état auquel le docteur Thomas fait allusion, quand il dit que : « Le bras de la science ne

» peut l'atteindre. » Le grand obstacle qui s'oppose à la guérison de cette maladie est le mouvement continuel des poumons ; car il faut que la respiration se fasse et que ces organes se dilatent et se resserrent à chaque instant. Plus la respiration est rapide, plus est grand le frottement que ces organes éprouvent, plus en même temps est diminuée la quantité d'oxygène absorbée.

» L'économie ainsi privée d'une partie de sa nutrition ordinaire perd de volume, et le malade s'amaigrit rapidement, bien que l'appétit se conserve. Beaucoup de personnes qui ignorent le travail de notre organisation s'étonnent de cela ; mes malades me disent quelquefois. « Voyez, docteur, comme je deviens maigre, bien que je mange et que je digère comme toujours ! » Ces malades ne retiennent pas dans le système la quantité voulue d'oxygène, qui est un des principaux éléments de la combustion, et sans laquelle la flamme de la vie ne peut pas se soutenir. A cette époque de la maladie, la tête devient douloureuse, car la circulation devient plus rapide ; le sang traverse le système avec plus de vélocité, l'équilibre de la chaleur est perdu, et tout le mécanisme de l'économie animale est dérangé. Semblable en cela à une machine locomotive à vapeur qu'on construit dans le dessein de la faire parcourir sept lieues par heure : si cette machine parcourt vingt-et-une lieues au lieu de sept, elle s'usera bientôt et deviendra au bout de quelques temps parfaitement inutile. Quand le corps est sain, les poumons reçoivent tout le sang du corps toutes les sept minutes. Le cœur donne de soixante à quatre-vingts pulsations par minute, selon le tempérament de l'individu. Mais si on fait passer tout le sang à travers ces organes en trois minutes et demie, et que le cœur batte cent quatre-vingts fois chaque minute, il doit être évident à tout le monde que cette augmentation d'action immodérée et anormale usera bientôt la machine. Quand un ulcère se forme dans les poumons, il est, comme nous l'avons déjà remarqué, excessivement difficile à guérir, d'abord à cause du mouvement continuel de ces organes, et puis à cause de leur position dans l'intérieur du thorax, qui rend l'application immédiate des topiques impossible, et qui nous force d'avoir recours à la voie de la circulation pour y faire parvenir les remèdes qui y conviennent. Si ce que je dis est exact, et tout ce que je dis est confirmé par l'expérience, combien doit être fatal le système déplétif du docteur Rush, qui recommande la saignée, les laxatifs et la diète !

» Combien est grande l'ignorance de ceux qui croient, lorsqu'un des organes les plus vitaux de l'économie, un organe sur la fonction régulière duquel reposent la vie et la santé, est affecté de maladie, que le meilleur moyen de le guérir est d'affaibllir et d'user les autres organes du corps ! Cependant telle est la manière de raisonner des Ecoles : telle est la signification de leurs théories, telle est la doctrine de la contre-irritation. Pour nous servir de leurs propres paroles : « Nous attirons les puis-
» sances et l'énergie du système sur la plaie
» artificielle que nous formons, et comme deux
» maladies de la même sorte ne peuvent exis-
» ter simultanément dans l'économie, nous
» établissons l'une pour faire disparaître l'au-
» tre. Par cette raison, quand il existe un ul-
» cère des poumons qui fournit beaucoup de
» matière purulente, nous faisons un ulcère
» artificiel en dehors pour attirer la décharge
» à la surface, et par conséquent nous dimi-
» nuons la suppuration des poumons. Dans le

» cas où il y a rupture d'un vaisseau des pou-
» mons ou d'un autre organe, nous saignons
» le malade au bras, afin de détourner le courant
» de sang et d'empêcher ce liquide d'échapper
» du vaisseau déchiré. » Voilà, chers lecteurs,
la théorie et la pratique des Facultés en cas de
phthisie ; et pour peu que vous y réflechissiez,
vous verrez facilement le danger auquel un
pareil traitement expose le malade. Supposons
qu'on mette un vésicatoire sur le corps d'un
homme sain : n'aurait-il pas pour tendance
de l'affaiblir et de faire du mal à sa constitution? Ou qu'on soigne le malade, et alors on
fera courir à celui-ci des dangers encore plus
grands. Supposons de nouveau qu'on sou-
mette un homme fort et vigoureux à un régime maigre et aqueux, il est évident qu'il
perdra de sa force, que ses muscles s'affaibli-
ront et que son système nerveux sera jeté dans
un désordre complet. Or, nous demandons si,
au lieu de produire cette débilité du corps et
de l'esprit, car ce dernier souffre toujours des
souffrances du corps, il ne vaudrait pas mieux
aider la nature dans les efforts qu'elle fait pour
vaincre la maladie ? Ne vaudrait-il pas mieux
lui donner des remèdes qui agissent toujours

d'une manière favorable, ou agissent de con-
cert avec les lois harmonieuses de la nature ?
La médecine donnée devrait avoir pour but de
fortifier, de restaurer et de prêter l'épaule à la
constitution chancelante, et non pas de la
faire écrouler où d'en précipiter la mine. Ce
que nous disons ici a déjà été dit avec raison
par le célèbre Salvadori, qui remarque que
la phthisie pulmonaire, étant une maladie as-
thénique, devrait être traitée par les toniques,
les stimulants, et par un régime fortifiant, et
c'est précisément ce genre de traitement que
nous avons toujours adopté. Mon plan est de
fortifier les organes digestifs autant que cela
est possible, afin de maintenir le degré voulu
de vitalité. Je donne en même temps des remèdes pour faciliter l'expectoration, et je
garde constamment dans mon esprit l'opinion
si vraie exprimée par le docteur Thomas, quand
il assure que tout ce qui arrête la transpiration cutanée a une tendance à produire la
phthisie pulmonaire. C'est en conséquence de
cette opinion, qui est aussi la mienne, que je
fais prendre au malade une décoction végétale
pour entretenir la transpiration de la peau, qui
est le moyen le plus efficace pour débarrasser

le malade des obstructions qui sont la cause réelle de la maladie. J'ai traité cette affection dans toutes ses formes et avec tant de succès, que j'ai arraché à la mort des personnes qui avaient été complètement abandonnées par les médecins des Facultés. Les guérisons que j'ai produites, et cela à l'aide des médicaments les plus innocents, qui ne jettent jamais la perturbation dans l'économie, ont vivement étonné les malades eux-memes ; qui plus est, ces substances peuvent être administrées, et cela sans danger, par le premier venu, sans l'aide d'un dispensateur de drogues qui entrelarde son langage inintelligible avec des lambeaux de mauvais latin. Des fait simples sont les meilleurs arguments pour la défense d'une théorie : il n'y a que ceux qui se contentent de surveiller des symptômes au lieu de s'enquérir des causes de la maladie qui peuvent avoir des doutes sur la vérité de ce que je viens de dire. Je suis loin de vouloir fonder ma réputation sur de simples assertions, et j'aurai plus tard occasion de faire parler des personnes que j'ai guéries et qui se portent bien aujourd'hui, pour corroborer l'authenticité de ces cures. Comme j'écris dans l'intérêt du peuple et dans l'intérêt des siècles à venir, je ne voudrais pas que cet ouvrage contînt une erreur et encore moins un mensonge, et je n'ai jamais dit ni écrit sur la santé un mot qui ne portât l'empreinte de la vérité. Afin de donner aux personnes qui n'exercent pas la médecine le moyen de juger de l'efficacité de nos remèdes dans la guérison de cette maladie, nous prendrons la liberté de donner en détail quelques-uns des cas que nous avons eu le bonheur de traiter. J'ai déjà parlé de la phthisie pulmonaire dont j'avais été atteint moi-même, et j'en dirai quelques mots de plus, ce qui ne m'empêchera pas d'en citer d'autres beaucoup plus importants dont quelques-uns se sont présentés dans ce pays et même dans le voisinage que j'habite. Parmi ces derniers, je citerai ceux qui sont les plus récents et qui sont encore frais dans le souvenir des habitants. Mais pour commencer par mon cas particulier : La première partie de ma vie, comme je l'ai déjà dit, fut passée dans l'étude de la médicine telle qu'elle est enseignée dans les écoles des Facultés, et désirant me perfectionner dans mon art, j'y travaillai avec une diligence extraordinaire. La vie sédentaire que je menais me donna une attaque de dyspepsie pour la guérison de laquelle je pris tous les remèdes recommandés par les Ecoles, et je les pris en vain, car ma dyspepsie ne guérit pas. L'automne suivant, je m'enrhumai fortement, et cette dernière circonstance rendit ma cure plus difficile. Ces infortunes m'arrivèreut alors que j'avais seize ans, vers l'année 1814. Au retour du printemps, ma toux, qui avait persisté pendant tout l'hiver, me quitta, et pendant les chaleurs de l'été ma santé se rétablit d'une manière surprenante, et mes parents me félicitèrent du changement heureux qui s'était opéré en moi. Le froid, cependant, survint, et avec lui mon ancien ennemi la toux, qui persista à me tourmenter pendant toute la durée de l'hiver. Je commençai alors à cracher une matière pituiteuse d'une teinte bleu grisâtre, que le médecin chez lequel j'étudiais regarda comme un symtôme très-dangereux, et qui augmenta d'intensité toutes les fois que je m'exposai à un air un peu froid. Je restai pendant deux ou trois ans dans cette misérable condition, l'ennemi se fortifiant de jour en jour, et jetant ses racines plus profondément dans ma constitution, jusqu'à ce qu'il eût de bien près

gagné la citadelle de la vie. Devenu extrême-
ment maigre et débile, j'avais l'air d'un sque-
lette ; je crachais plus d'une pinte de sang par
jour, et eela bien que, pendant toute la durée
de ma maladie, des membres de la Faculté me
donnassent leurs soins. Mon maître aussi
m'avait regardé comme perdu et inutilement
susceptible de guérison : aussi je me résignai
à mourir, car mes souffrances m'avaient
enseigné à me regarder comme une victime
que la tombe allait recevoir.

» C'est à cette époque qu'une tribu d'Indiens
Sénéques vint camper près de la maison de
mon père : une femme de la tribu, étant en-
trée à la maison, me vit, et demanda à ma mère
depuis combien de temps je souffrais. Ayant
appris les détails de ma maladie, elle dit à ma
mère de n'avoir pas de crainte à mon égard,
et elle promit de me guérir. Elle sortit aussitôt,
et après avoir cueilli dans les forêts et les prai-
ries certaines herbes, elle commença à me
soigner ; au bout de trois mois, elle m'avait
rendu à la santé. Depuis cette époque, ma santé
a été constamment bonne, et mes poumons
sont forts et vigoureux, bien qu'ils aient passé
pendant plusieurs années par de dures

épreuves. J'ai, depuis cette guérison, employé beaucoup de mon temps à donner des leçons publiques devant un auditoire nombreux, exercice très-fatigant pour les poumons, et après avoir parlé pendant des heures dans un appartement chaud, je me suis fréquemment rendu chez moi la nuit, à une distance d'une lieue de l'endroit où je faisais mon cours. Tous ceux qui ont assisté à mes lectures peuvent assurer que mes poumons sont solides, et que ma voix est forte, malgré les fatigues que je leur ai fait subir. Pour terminer, le lecteur me permettra de lui affirmer que si je n'avais pas été près de devenir victime de la phthisie pulmonaire, si je n'avais pas été guéri si miraculeusement par la squaw indienne, quand tous les autres moyens de guérison avaient été tentés en vain, je n'aurais jamais tourné mon attention aux vastes ressources que la nature nous prodigue à sa surface ; je n'aurais jamais essayé d'opérer les cures que j'ai faites et dont je citerai quelques-unes dans le chapitre suivant.» (Voir pour ces cures, le *Guide botanique de la santé*, du docteur Coffin.)

Médicaments : Feuilles de framboisier, d'aigremoine, d'épine-vinette, de grateron, lierre terrestre, centaurée, marrube, une poignée de chaque ; faire bouillir dans deux ou trois litres d'eau, passer et ajouter une demi-cuillerée de poivre de Cayenne par litre, et un quart d'once de jus de réglisse ; boire de cette tisane, deux ou trois litres par jour si l'on peut : plus l'on boira, mieux l'expectoration se fera, et pour faciliter et exciter même des vomisse-ments, on prendra trois ou quatre petites cuillerées de teinture acétique de lobélie ; tenir le malade bien couvert, de manière à le mettre à l'abri des intempéries de l'atmos-phère. Cette maladie est très-débilitante, et quand la flamme de la vie se ralentit, quand l'oxygène des poumons ne suffit pas pour entretenir la chaleur de l'économie, il faut avoir soin d'administrer des stimulants purs, afin de produire et de maintenir en bon état les organes de la digestion. Tels sont les moyens que j'ai toujours employés, et qui m'ont mis à même de guérir les cas de cette maladie qui m'ont paru de la dernière gravité. Si la fièvre est intense, prendre un ou deux bains de vapeur, et faire le sirop suivant : Une once de bois de Surinam, deux onces de salsepareille, une once de réglisse. Faites macérer, puis bouillir le tout dans un litre d'eau ; passez et ajoutez une livre et demie de sucre et un quart d'once de poivre de Cayenne. En prendre deux grandes cuillerées par jour, et les symptômes de la fièvre disparaitront bientôt.

On fera disparaître l'enflure des jambes avec le liniment stimulant suivant : 25 à 30 jours bien suivis de ce traitement guériront la phthisie au dernier degré. Recette du célèbre docteur américain Coffin. (Voir pour tous les cas de guérison son savant ouvrage : *Guide botanique de la santé.*)

Liniment stimulant.

Prenez une cuillerée de poivre de Cayenne et une de sel de cuisine. Mettez-les dans un quart de litre de bon vinaigre, et secouez fortement ce mélange. Frottez les jambes du malade avec un linge imbibé de ce liniment.

www.ingramcontent.com/pod-product-compliance
Ingram Content Group UK Ltd.
Pitfield, Milton Keynes, MK11 3LW, UK
UKHW022248070726
13613UKWH00005B/2169